TROUBLE DE LA PERSONNALITÉ BORDERLINE

UN GUIDE POUR COMPRENDRE ET GÉRER LE TPB

AMANDA ALLAN

CONTENTS

INTRODUCTION

Qu'est-ce que le trouble de la personnalité limite ?

Le trouble de la personnalité limite est l'un des troubles les plus mal compris, et il peut être particulièrement difficile pour les proches d'y faire face et de le comprendre. Les personnes souffrant d'un trouble de la personnalité limite (TPB) sont presque constamment en proie à un tourbillon d'émotions. Même les plus petites choses peuvent déclencher des émotions très fortes, qui peuvent être incroyablement difficiles à réguler pour ces personnes. Les personnes atteintes de TPB se débattent également avec leur estime de soi, leurs objectifs et ce qui les rend heureuses ou les contrarie. Elles se sentent donc régulièrement désorientées et incertaines de leur but ultime, ce qui peut être émotionnellement déstabilisant. Les personnes atteintes de TPB ont également une peur intense de l'abandon, ce qui signifie qu'elles ont vraiment du mal à rester seules et qu'elles ont constamment besoin d'être rassurées par les autres.

Les personnes ayant des tendances au TPB sont généralement émotionnellement volatiles et font souvent fuir les autres, car elles n'ont pas la même capacité à s'apaiser que la plupart des autres. Au contraire, elles perdent rapidement le contrôle de leurs émotions et ont beaucoup de mal à se calmer et à retrouver leur calme. Elles peuvent également dire des choses blessantes à leur entourage et se comporter de manière inacceptable et impulsive lorsqu'elles perdent le contrôle de leurs émotions. Ce type de comportement a souvent pour effet d'éloigner les gens, ce qui rend très difficile le maintien de relations durables. Pire encore, les sentiments de culpabilité et de honte intenses qui suivent l'épisode ne font que perpétuer ce cycle toxique.

Aussi difficile que cette maladie puisse être pour la personne qui en souffre et pour ses proches, elle peut être prise en charge avec le bon traitement, du temps et de la patience. Si vous, ou l'un de vos proches, souffrez de TPB, il est important que vous preniez le temps de comprendre les symptômes, les diagnostics et les méthodes de traitement afin d'être aussi compréhensif et solidaire que possible. Plus loin dans ce livre, vous découvrirez les symptômes les plus courants auxquels il faut être attentif si vous soupçonnez qu'un être cher est atteint de TPB. Vous apprendrez également à gérer la situation de la manière la plus empathique et la plus efficace possible, afin de ne pas causer davantage de problèmes.

CHAPITRE I : FAQ

Le TPB étant l'un des troubles les plus mal compris, j'ai pensé commencer par répondre à quelques-unes des questions les plus fréquemment posées ! Celles qui sont énumérées ci-dessous couvrent certaines des questions les plus importantes qui sont non seulement utiles pour la personne atteinte de TPB, mais aussi pour ses proches. En vous familiarisant avec les notions de base, il vous sera beaucoup plus facile d'assimiler certains faits plus complexes. C'est dans cet esprit que nous allons commencer !

Cinq FAQ

Quelle est la fréquence de la TPB ?

Le TPB n'est pas aussi courant qu'on le pense ! Il est intéressant de noter que seulement 1,4 % des personnes aux États-Unis sont atteintes de TPB, 75 % d'entre elles étant des femmes. Cela ne veut pas dire que les femmes sont nécessairement plus susceptibles de souffrir de TPB que les hommes, mais il semble que les hommes soient diagnostiqués à tort comme souffrant de dépression ou de SSPT. Cela dit, il est possible que le nombre de personnes atteintes de TPB soit plus élevé que ce qui a été enregistré ; elles n'ont tout simplement pas été diagnostiquées.

De nombreuses personnes ont peur de consulter un psychiatre pour une évaluation approfondie, car elles craignent le jugement qui pourrait découler du résultat, ou elles sont peut-être dans le déni. Quelle qu'en soit la raison, de nombreuses personnes attendent toujours un diagnostic. Il est à espérer que cette situation changera à l'avenir, grâce à l'amélioration des soins de santé et à une meilleure connaissance de la TPB.

Comment puis-je encourager un proche à se faire aider ?

L'essentiel est de ne pas offenser la personne de quelque manière que ce soit. Vous ne devez pas lui donner l'impression qu'elle est folle ou qu'elle dépasse les bornes, sinon elle *ne* réagira certainement *pas* bien ! Vous devez aborder la situation avec empathie et bienveillance afin que la personne baisse ses défenses. Veillez à écouter plus qu'à parler et essayez de ne pas faire de suppositions avant de l'avoir écouté. Ne leur parlez que lorsqu'ils sont calmes, sinon vous risquez d'aggraver la situation.

Enfin, et surtout, dites-leur que vous n'aimez pas les voir souffrir et que vous voulez qu'ils obtiennent l'aide dont ils ont besoin pour retrouver le bonheur. S'ils n'ont pas encore reçu de diagnostic, expliquez-leur à quel point il sera libérateur de mieux se comprendre et d'obtenir l'aide qu'ils méritent.

Quelle est la meilleure façon d'expliquer la TPB ?

L'une des plus grandes idées fausses sur le TPB est qu'il signifie que la personne a plusieurs personnalités. Ce n'est tout simplement pas vrai ! La meilleure façon d'expliquer le TPB est de dire que la personne lutte pour réguler ses émotions comme le font la plupart des gens. Cela signifie qu'elle ressent tout profondément et qu'elle agit parfois de manière impulsive en raison de ces sentiments intenses.

Ils ont une approche "tout ou rien" des relations et de la vie en général, ce qui les rend très émotifs et sensibles.

Comment aider un être cher qui est dans un état d'euphorie et qui ne va pas bien ?

Ce qu'il faut retenir du TPB, c'est que la personne passe généralement d'un sentiment de bien-être absolu à un sentiment d'impuissance. Cette incapacité à réguler ses émotions peut être difficile non seulement pour elle, mais aussi pour son entourage. Si vous remarquez que votre proche atteint de TPB est en pleine forme (même si son comportement suggère le contraire), demandez-vous si son comportement est susceptible de causer du tort à quelqu'un d'autre. Si c'est le cas, vous devez intervenir et exprimer honnêtement vos inquiétudes. S'il est vrai que personne n'aime se faire dire quoi faire, le simple fait de partager vos sentiments avec lui et de voir ce qu'il ressent peut être le coup de pouce supplémentaire dont il a besoin pour demander de l'aide professionnelle.

Quelle est la fréquence d'une guérison complète de la TPB ?

La bonne nouvelle, c'est que le TPB n'est pas une condamnation à vie ! Avec un traitement et une thérapie adaptés, il est possible d'éliminer une grande partie, voire la totalité, des symptômes associés à cette pathologie. Grâce aux progrès des médicaments et à l'aide de thérapeutes hautement qualifiés, le pourcentage de personnes qui se remettent d'un TPB est en augmentation, avec un taux impressionnant de 88 % de patients précédemment diagnostiqués qui ne présentent plus les symptômes correspondant aux critères du TPB. C'est pourquoi il est si important de rechercher une aide professionnelle dès les premiers stades de la maladie, avant que les symptômes ne créent trop de problèmes.

CHAPITRE 2 : SYMPTÔMES ET DIAGNOSTIC

Si vous pensez qu'un de vos proches souffre d'un trouble de la personnalité borderline, il est conseillé de vous familiariser avec les critères de diagnostic avant de prendre rendez-vous avec votre médecin. Le Manuel diagnostique et statistique des troubles mentaux (DSM) contient une liste de critères auxquels se réfère chaque trouble psychiatrique. Cette liste peut aider le lecteur à identifier les symptômes correspondants. Dans ce chapitre, nous allons étudier ces critères plus en détail et comprendre comment et pourquoi ils ont été établis.

Comment les critères sont-ils fixés et évalués ?

Les critères du TPB ont été définis par une équipe de professionnels de la santé, dont des psychiatres et des psychologues. Ces critères ont été consignés dans le DSM. Les critères sont basés sur les meilleures recherches disponibles à un moment donné, mais au fur et à mesure que les recherches se poursuivent et s'améliorent, les critères peuvent également être ajustés. Tous les deux ou trois ans, une nouvelle édition du DSM est publiée avec des informations mises à jour sur la base des nouvelles recherches, il est donc important de se tenir au courant de tout changement important.

L'évaluation

Un diagnostic erroné peut s'avérer très problématique pour toutes les personnes concernées. Il est donc absolument essentiel que des évaluations approfondies et précises soient effectuées par un professionnel. Certains des principaux symptômes du TPB sont liés à divers autres troubles mentaux. Il peut donc être facile de les confondre et de poser un diagnostic erroné. Votre médecin vous fera généralement passer un entretien au cours duquel il vous posera diverses questions relatives à vos symptômes, et il pourra également vous demander de remplir un questionnaire détaillé. Enfin, il n'est pas rare qu'il s'entretienne avec vos proches pour mieux comprendre vos symptômes et vos difficultés quotidiennes. Tout cela peut l'aider à avoir une vision plus globale de votre maladie et à poser le diagnostic le plus précis possible.

Les neuf principaux symptômes

Afin de rendre le diagnostic plus facile et plus clair, les professionnels ont regroupé en catégories les neuf symptômes définissant le plus souvent le TPB. Bien que ces symptômes ne soient certainement pas les *seuls* à se manifester, ils sont les plus couramment reconnus. Pour être diagnostiqués, vos symptômes doivent correspondre à au moins cinq des neuf catégories de symptômes que je vais vous présenter ci-dessous. Ces symptômes doivent également être présents depuis de nombreuses années, depuis le début de l'adolescence. Compte tenu de ce qui précède, passons directement aux neuf principaux symptômes de la TPB !

Sautes d'humeur extrêmes

Comme les personnes souffrant de dépression ou de troubles bipolaires, les personnes atteintes de TPB sont sujettes à d'intenses changements d'humeur. Elles peuvent rapidement passer d'un sentiment d'euphorie à un abattement total, et elles ont très peu de contrôle sur ces changements. Un petit élément déclencheur qui ne perturberait pas le commun des mortels peut les faire basculer dans des montagnes russes d'émotions incontrôlables. Ce qui distingue le TPB des autres troubles, c'est la durée de ces sautes d'humeur. Par exemple, les personnes atteintes de TPB ont tendance à passer à autre chose après seulement quelques minutes ou quelques heures, alors que la dépression et le trouble bipolaire durent des jours ou des semaines.

La régulation émotionnelle est une capacité que la plupart des gens considèrent comme allant de soi. Cependant, les personnes atteintes de TPB trouvent cela extrêmement difficile, au point que cela affecte leur travail et leurs relations. Je reviendrai plus en détail sur ce sujet dans les chapitres suivants de ce livre.

Comportement impulsif et autodestruction

Les personnes atteintes de TPB ont un besoin intense d'adopter des comportements dangereux et impulsifs qui finissent par leur causer du tort, à elles-mêmes et aux autres. Parmi les exemples de comportements impulsifs, on peut citer la consommation excessive d'alcool, de drogues, les relations sexuelles à risque, la conduite en état d'ivresse, les jeux d'argent, la frénésie alimentaire ou les dépenses excessives. Quelle que soit la manière dont ils se manifestent, ces comportements sont à la recherche de sensations et sont autodestructeurs, et ne servent qu'à aider la personne à se sentir momentanément mieux.

Sentiments extrêmes de colère

Les personnes atteintes de TPB ont de sérieux problèmes pour contrôler leur colère, ce qui peut se manifester à l'extérieur ou à l'intérieur. Les personnes atteintes de TPB peuvent s'en prendre à leurs amis ou à leur famille sans raison réelle, ce qui peut être extrêmement perturbant. Elles peuvent se perdre dans leur colère en lançant des objets et en criant, incapables de se ressaisir et de retrouver leur calme. Elles peuvent aussi diriger leur rage vers l'intérieur et passer la majeure partie de leur temps à se mettre en colère contre elles-mêmes sans raison apparente. Comme vous pouvez l'imaginer, cela peut être extrêmement troublant à gérer.

Sentiments de suspicion et dissociation

Les personnes atteintes de TPB ont régulièrement l'impression que les autres les jugent ou conspirent contre elles, même si c'est loin d'être le cas. Cela peut entraîner des sentiments accrus de paranoïa et créer un décalage entre la réalité et leur perception. Lorsqu'ils ont l'impression de subir un stress et une pression accrus, ils peuvent commencer à se dissocier de la réalité. Ce phénomène peut être décrit comme une expérience extracorporelle, où la personne a littéralement l'impression de vivre sur un autre plan et d'être séparée de son propre être.

Sentiments de vide

Les personnes souffrant de TPB déclarent souvent se sentir vides à l'intérieur et ont l'impression qu'il y a un grand vide en elles qui ne peut être comblé. Malheureusement, elles ne parviennent pas à déterminer exactement ce qui manque dans leur vie et tentent de combler ce vide par la drogue, l'alcool, la nourriture ou le sexe. Le problème, c'est que ces sentiments persisteront indéfiniment s'ils ne sont pas traités correctement, car rien ne les rendra vraiment heureux et satisfaits, malgré tous leurs efforts.

Automutilation

L'un des aspects les plus graves du TPB est l'automutilation et les pensées ou tendances suicidaires. Les personnes atteintes de TPB sont plus enclines à adopter des comportements tels que se couper, se brûler ou se purger, et ces comportements sont non seulement délibérés mais aussi extrêmement dangereux. Souvent, les actes délibérés d'automutilation peuvent mal tourner, même si la personne n'a pas l'intention de se tuer, et c'est pourquoi ils peuvent être si dévastateurs. Plus inquiétant encore, les personnes souffrant de TPB peuvent tenter de se suicider. Cela commence généralement par des pensées suicidaires et des menaces, mais c'est très imprévisible.

La peur d'être abandonné

Les personnes atteintes de TPB ont une peur intense d'être abandonnées par les personnes auxquelles elles tiennent le plus. La plupart du temps, cette peur est totalement injustifiée, mais elle n'en reste pas moins très réelle et effrayante. Elle peut être déclenchée par le fait qu'un être cher rencontre un ami pour dîner ou s'absente pour le week-end dans le cadre d'une réunion de travail. Quelle que soit l'innocence ou la brièveté de la séparation, l'individu la ressent comme très réelle et craint que l'être aimé ne revienne jamais ou veuille s'éloigner de lui, même si c'est loin d'être le cas !

En réaction à ces sentiments, ils agissent souvent en criant, en déclenchant des bagarres, en s'accrochant à eux ou même en les menaçant. Ils peuvent tenter d'empêcher la personne de partir et de suivre ses mouvements pendant son absence. Les appels téléphoniques incessants ne sont pas rares non plus. Malheureusement, ces comportements ne feront qu'éloigner la personne. Cela peut être dévastateur pour la personne atteinte de TPB et peut être interprété comme une justification de sa peur de l'abandon.

Se déconnecter de l'image de soi

Les personnes atteintes de TPB ont tendance à changer de travail, d'identité sexuelle, de religion, d'amis, d'amants et de morale beaucoup plus fréquemment que la moyenne des gens. Cela dit, il y a une très bonne explication à cela ! Les personnes souffrant de TPB ont une vision très tumultueuse de l'image qu'elles ont d'elles-mêmes et ont tendance à passer d'un extrême à l'autre. À un moment donné, elles peuvent se sentir confiantes et attirantes, alors que l'instant d'après, elles peuvent avoir l'impression d'être totalement inutiles. Elles n'ont pas une perception claire et précise d'elles-mêmes, ce qui les empêche de déterminer ce qu'elles attendent de la vie. Par conséquent, les personnes souffrant de BDP n'ont que très rarement des objectifs à atteindre, ce qui leur donne le sentiment d'être perdues.

Les relations entre les rochers

Comme vous pouvez l'imaginer, les personnes atteintes de ce trouble ont du mal à entretenir des relations saines et durables avec les autres et ont tendance à s'orienter vers des relations éphémères et passionnées. Ces relations impliquent généralement que l'autre personne soit idolâtrée et placée sur un piédestal ; l'individu croit que cette personne seule peut le sauver de ses problèmes. Cela condamne évidemment la relation dès le départ et se termine généralement dans les larmes et la déception pour les deux parties.

Il n'est pas rare que l'individu se vante de son amour et de son affection pour un nouvel intérêt romantique, mais qu'il bascule rapidement dans le mépris et finalement la haine en l'espace de quelques mois, semaines ou même jours.

N'oubliez jamais que les symptômes susmentionnés ne suffisent pas à établir un autodiagnostic de TPB. Pour obtenir un diagnostic précis et fiable, vous devez consulter votre médecin et prendre rendez-vous avec un psychologue ou un psychiatre.

Comorbidités courantes

Le TPB s'accompagne généralement d'autres pathologies en raison de la nature du trouble. Il n'est pas rare qu'un psychiatre établisse un double diagnostic pour les personnes atteintes de TPB. Voici quelques-unes des comorbidités les plus courantes :

- Troubles anxieux

- Troubles de l'alimentation

- Trouble bipolaire

- Dépression

Il est extrêmement important que les comorbidités existantes soient identifiées le plus tôt possible. Si seule une partie du problème est traitée, il sera très difficile pour la personne de répondre correctement à l'aide qu'elle reçoit.

Quelles sont les causes de la TPB ?

À l'heure actuelle, les chercheurs tentent encore de comprendre la cause exacte de la TPB. Les scientifiques pensent que la sérotonine, la substance chimique "heureuse" présente dans le cerveau, est liée au développement de la TPB. Lorsque cette substance chimique n'est pas libérée comme elle le devrait, le cerveau se retrouve dans l'incapacité totale de réguler son humeur.

Deuxièmement, les scientifiques pensent que l'environnement de l'individu a également un impact significatif. Grandir dans un environnement familial violent, peu aimant et généralement instable peut jouer un rôle important dans le développement du TPB. Enfin, des études sur des jumeaux ont amené les chercheurs à penser que la génétique joue également un rôle dans le développement du TPB.

Les jumeaux étant génétiquement identiques, leurs gènes peuvent être utilisés pour aider les chercheurs à différencier le rôle de la génétique de celui de l'environnement lorsqu'ils recherchent la cause possible d'un trouble. Cela signifie que vous devriez vérifier votre lignée familiale si vous craignez d'être exposé à un risque.

Qui est le plus exposé ?

Bien que nous ayons une idée de certaines des causes possibles du TPB, certains groupes de personnes sont plus à risque que d'autres. En règle générale, les personnes les plus susceptibles de développer ce trouble sont celles qui ont vécu.. :

- Maltraitance des enfants

- Grandir avec des personnes instables ou impulsives

- Avoir été émotionnellement instable pendant l'enfance

- Vivre avec un membre de la famille atteint de TPB

Si vous pensez être atteint de TPB, il est important de consulter un professionnel de la santé et de subir une évaluation correcte et précise. Le fait d'être d'accord avec plus d'une des affirmations ci-dessus ne signifie certainement pas que vous souffrez de cette maladie, c'est pourquoi vous devez toujours demander l'avis d'un professionnel.

CHAPITRE 3 : RECONNAÎTRE ET COMPRENDRE LES ÉLÉMENTS DÉCLENCHEURS

Afin de mieux comprendre un proche atteint de TPB et de prévenir tout épisode indésirable, il est bon d'essayer de comprendre les éléments déclencheurs de ses épisodes. Presque toutes les personnes atteintes de TPB ont certains déclencheurs qui peuvent faire exploser leurs émotions, et ces déclencheurs peuvent varier en fonction de l'individu. Cela dit, il existe des déclencheurs très courants qui s'appliquent à de nombreuses personnes, et il est donc important de les surveiller.

Un déclencheur peut être décrit comme un événement qui rend les symptômes incontrôlables. Il peut s'agir d'un événement interne, comme un souvenir précis, ou d'un événement externe, comme quelqu'un qui élève la voix. Par exemple, avez-vous déjà entendu une vieille chanson que vous et un être cher aviez l'habitude d'écouter ? Le simple son de cette chanson peut déclencher des émotions fortes et inattendues sur lesquelles vous avez très peu de contrôle. La même idée s'applique à une personne atteinte de TPB, sauf que ces déclenchements sont plus fréquents et que les émotions peuvent être beaucoup plus intenses.

Les déclencheurs les plus courants

Déclencheurs mentaux

Il s'agit de l'un des types de déclencheurs les plus courants. Ces déclencheurs ne sont pas nécessairement négatifs ; il peut s'agir d'un souvenir positif qui donne à la personne l'impression qu'elle n'est plus aussi heureuse et satisfaite qu'elle l'était auparavant. Inversement, il peut s'agir d'un mauvais souvenir qui agit comme un déclencheur. Il peut s'agir d'un événement traumatisant, tel que des brimades à l'école ou des mauvais traitements infligés par un parent. Cet événement peut déclencher des émotions très intenses qui peuvent aggraver les symptômes du TPB de la pire des manières.

Déclencheurs de relations

Cela est lié à la peur intense d'être abandonné et rejeté, ce qui peut nuire gravement à l'estime de soi, au point de causer de graves dommages. Ils peuvent se tourner vers des pensées suicidaires, l'automutilation, la colère ou la peur. Ils peuvent s'emporter avec des mots blessants ou des comportements compulsifs et dangereux. Un autre terme pour ce type de déclencheur est la sensibilité au rejet, et les personnes souffrant de TPB y sont particulièrement sujettes.

Cela peut être déclenché par quelque chose d'aussi petit et insignifiant qu'un regard de travers d'un collègue ou un appel téléphonique qui n'est pas pris par un ami. Alors que la plupart des gens supposent simplement que la personne est occupée, une personne souffrant de TPB réfléchit de manière excessive au point de penser qu'elle n'est pas désirée par son ami ou qu'elle est ignorée. Cela peut rapidement déboucher sur des pensées intrusives selon lesquelles l'ami le déteste et ne veut plus le fréquenter. La plupart du temps, c'est totalement faux, mais ils ne le voient pas ainsi !

Identifier les déclencheurs individuels

S'il est facile d'envisager des déclencheurs génériques, chaque individu a son propre ensemble de déclencheurs personnels qu'il doit identifier et comprendre. En procédant ainsi, vous vous préparez mieux à ce type de situation et vous pouvez espérer prévenir un épisode. Vous découvrirez également que ces déclencheurs ne viennent pas de nulle part, mais qu'ils sont le résultat de traumatismes non résolus. Il est donc temps d'aller plus loin et de découvrir ces déclencheurs afin de mettre au point des mécanismes d'adaptation efficaces !

Si vous ou votre proche vous sentez prêt, vous pouvez pratiquer l'exercice ci-dessous pour vous aider à identifier vos déclencheurs et à trouver un moyen de les surmonter.

Préparer

Pour cette première étape, il est impératif que vous soyez dans un état d'esprit relativement sain. Si vous vous sentez fragile et émotif, attendez d'avoir mis les choses au clair. Si vous êtes confiant et prêt à vous attaquer à vos problèmes, prenez un stylo et un carnet et commencez ! Trouvez un endroit calme dans votre maison où vous pourrez être seul avec vos pensées sans être dérangé, puis mettez-vous à l'aise.

Établir des colonnes

Ensuite, vous allez dessiner trois colonnes, chaque colonne ayant un titre différent. Le premier titre sera "l'élément déclencheur", le deuxième "les émotions/sentiments" et le troisième "ma réponse à ce sentiment ou à cette émotion".

Se souvenir d'une situation émotionnelle

Pour cette partie, vous devrez être fort et vous souvenir d'un événement déclencheur au cours duquel vous avez réagi de manière profondément négative et émotionnelle à une situation spécifique. Peut-être vos parents ont-ils divorcé ou avez-vous vécu un incident traumatisant pendant votre enfance. Rappelez-vous qu'il ne s'agit pas seulement d'une réaction à quelque chose que l'on vous a fait subir, mais aussi d'une émotion interne telle que la honte, la solitude ou le vide.

Quelle que soit l'origine du déclencheur, vous devez trouver la force de vous en souvenir et de reconnaître qu'il s'est produit, afin de pouvoir passer à l'étape suivante.

Explorez et identifiez vos émotions

Pour l'étape suivante, vous devez faire de votre mieux pour identifier ce que vous avez ressenti. Quelle a été votre réaction à ce déclencheur ? Bien que ce ne soit pas toujours facile à faire, vous devez essayer de l'identifier aussi précisément que possible. Vous avez peut-être ressenti de l'anxiété, de la jalousie, de la colère, de la solitude ou simplement de la tristesse. Quelle que soit l'émotion ressentie, veillez à la noter. Si vous en avez ressenti plusieurs, veillez à les noter toutes dans la colonne "émotions/sentiments". N'oubliez pas de prendre votre temps et de ne pas vous précipiter !

Comment vous avez réagi

Pour la colonne suivante, vous devrez réfléchir à la manière dont vous avez réagi à ces émotions. Vous êtes-vous empiffré peu de temps après l'incident ou êtes-vous allé directement au bar pour une beuverie ? Vous êtes-vous tourné vers la drogue ? Quelle qu'ait été votre réaction, faites de votre mieux pour vous la remémorer avec précision et la noter. Encore une fois, il peut s'agir de plusieurs réponses !

N'oubliez pas que votre réaction ne doit pas nécessairement être négative. Vous avez peut-être bien réagi à l'élément déclencheur.

Répéter

Suivez les étapes ci-dessus pour au moins deux ou trois autres souvenirs et remplissez les colonnes. Essayez de faire autant de souvenirs précis que possible ! Si vous ne vous souvenez que de quelques souvenirs, ce n'est pas grave.

Recherche de modèles

Ensuite, vous allez accorder une attention particulière à la colonne "déclencheurs", car c'est ce que vous voulez essayer de comprendre. Voyez-vous des constantes dans votre liste de déclencheurs ? Il y a peut-être certaines personnes dans votre vie qui reviennent régulièrement, ou certains lieux. Les grands espaces ouverts avec beaucoup de monde vous déclenchent-ils souvent des émotions négatives, ou les situations où vous êtes complètement seul(e) les déclenchent-elles ? Quel que soit le schéma, essayez de l'identifier. Prenez-en note !

Essayez de classer ces émotions dans des catégories spécifiques. Par exemple, "la tristesse et le vide lorsque l'on est seul pendant de longues périodes" pourrait être une émotion et une situation courantes que vous pouvez classer.

Garder des traces

À l'avenir, ne vous contentez pas de passer à autre chose et d'oublier votre liste ! Faites l'effort de surveiller en permanence et d'ajouter toute nouvelle émotion ou tout nouveau déclencheur à la liste. Veillez à réfléchir à la situation, aux émotions que vous avez ressenties et à votre réaction. Maintenant, regardez à nouveau votre liste et voyez si vous pouvez y déceler de nouveaux schémas. Veillez à tout noter, y compris les petits détails !

Anticiper et communiquer

Maintenant que vous avez une meilleure compréhension de vos déclencheurs, de vos réactions et des schémas communs qui les combinent, il devrait être beaucoup plus facile de prévoir une situation de déclenchement et de l'éviter. Une fois que vous aurez acquis cette capacité, vous constaterez qu'il vous sera plus facile d'éviter les situations déclenchantes et de prévenir toute spirale émotionnelle inutile. Vous disposerez également d'une excellente référence pour vos déclencheurs lorsque vous développerez des stratégies d'adaptation appropriées, ce qui constitue également un grand pas en avant.

Une fois que vous vous sentez prêt, vous devriez partager vos schémas de déclenchement avec un proche ou un professionnel. Votre thérapeute sera en mesure de vous aider à développer des stratégies pour gérer ces situations de déclenchement à un niveau professionnel, ce qui vous permettra d'être bien équipé pour aller de l'avant.

Comment éviter les déclencheurs

Maintenant que vous savez quels sont vos déclencheurs, vous vous demandez probablement quelle est la marche à suivre ? La réponse la plus évidente est peut-être d'éviter ces déclencheurs comme la peste, mais les éviter complètement n'est pas toujours l'option la plus facile et la plus réaliste ! Cela dit, il y a des situations que vous pouvez éviter simplement en faisant l'effort de planifier votre emploi du temps en fonction d'elles ou en choisissant simplement de ne pas vous engager dans certaines activités.

Par exemple, si un membre de la famille ou un ami est un déclencheur habituel pour vous, vous pouvez cesser de faire des projets avec lui ou annuler tout engagement à venir. Cela peut être plus facile s'il s'agit d'un ami proche. Il est parfois plus difficile de prendre de la distance avec les membres de la famille, surtout si vous vivez avec eux. Dans de telles situations, l'évitement n'est pas nécessairement la solution. Si vous êtes en mesure de vous éloigner de certains lieux qui vous déclenchent, faites-le. Toutefois, si le lieu ou la personne qui vous déclenche est votre lieu de travail et votre patron, vous aurez beaucoup de mal à l'éviter (à moins de démissionner, ce qui n'est pas toujours réaliste) !

Souvent, il n'est tout simplement pas possible d'éviter complètement les déclencheurs, et vous devrez donc trouver d'autres stratégies pour y faire face. C'est particulièrement important si la situation occupe une place importante dans votre vie. S'il peut sembler plus facile de les fuir, ce n'est pas toujours réaliste ou sain. Dans ce cas, vous devrez vous asseoir avec votre thérapeute et discuter de l'élaboration d'un plan d'action de déclenchement que vous pourrez suivre pour surmonter ces situations.

CHAPITRE 4 : TRAITEMENT DU TROUBLE DE LA PERSONNALITÉ LIMITE

Comme pour tout dans la vie, il y a toujours une lueur d'espoir si on la cherche ! Heureusement, il existe plusieurs options de traitement prometteuses pour la TPB parmi lesquelles vous pouvez choisir. Le TPB est généralement traité par une combinaison de thérapie et de médicaments, mais les styles de traitement et les types de médicaments peuvent varier. Dans ce chapitre, vous découvrirez les différentes options de traitement que votre médecin vous proposera.

Médicaments

Tout d'abord, je commencerai par évoquer certaines des options médicamenteuses que les médecins prescrivent généralement pour le traitement. Les médicaments peuvent être particulièrement bénéfiques pour le traitement des symptômes de dépression et d'anxiété qui sont souvent présents dans le TPB. Il est important de savoir qu'il n'existe pas de médicament spécifique, approuvé par la FDA, conçu pour le traitement de la TPB, mais que certains d'entre eux semblent aider à traiter un grand nombre des symptômes qui y sont associés.

Pourquoi devrais-je essayer les médicaments ?

De nombreuses personnes sont sceptiques lorsqu'il s'agit de prendre des médicaments, surtout pour la première fois. Parfois, le dosage n'est pas tout à fait correct ou la personne réagit mal au médicament, ce qui peut décourager les gens. Cela dit, avec un peu d'essais, d'erreurs et de persévérance, vous pouvez trouver le médicament qui vous convient, ce qui peut changer radicalement votre qualité de vie ! Prendre la décision de trouver les bons médicaments pour gérer votre maladie est une décision responsable qui améliorera votre travail et vos relations personnelles.

La prise de médicaments peut également aider à gérer des symptômes spécifiques tels que l'anxiété, les sautes d'humeur, la dépression et la paranoïa. S'attaquer de front à ces symptômes est un excellent moyen de s'assurer qu'ils sont non seulement gérés, mais aussi qu'ils ne s'aggraveront pas avec le temps. En veillant à prendre vos médicaments régulièrement, vous vous protégerez également des pensées et des actes suicidaires qui peuvent accompagner le TPB. Enfin, la prise de médicaments contribuera également à minimiser et à prévenir les troubles concomitants qui accompagnent généralement le TPB. Il s'agit notamment des troubles bipolaires, des troubles de l'alimentation, des troubles liés à la consommation de substances, de la dépression et de l'anxiété.

Médicaments courants

Antipsychotiques

Les antipsychotiques sont couramment utilisés pour traiter les problèmes de colère associés au TPB. Bien qu'il ait été démontré qu'ils aident à gérer la colère et l'impulsivité, ils semblent avoir des effets secondaires graves qu'il est difficile d'ignorer. C'est pourquoi de nombreux médecins ne les prescrivent que dans les cas vraiment graves, car ils peuvent aggraver d'autres symptômes du TPB au fil du temps. L'un des effets les plus préoccupants des antipsychotiques à long terme est l'apparition de tremblements involontaires graves qui peuvent ne jamais disparaître. Si des antipsychotiques sont nécessaires, le patient doit être surveillé de près tout au long du processus. Les antipsychotiques les plus courants sont le Loxitane, le Décanoate de Prolixine, le Navane et l'Haldol.

Chacun d'entre eux présente un ensemble de symptômes spécifiques qu'il cible et qu'un médecin analysera et prescrira en conséquence.

Stabilisateurs de l'humeur

Comme leur nom l'indique, les stabilisateurs de l'humeur (ou anticonvulsivants) sont couramment prescrits pour traiter les symptômes du TPB. Ces médicaments ciblent en particulier l'impulsivité et les sautes d'humeur qui sont si fréquentes dans le cas de la TPB. Les stabilisateurs de l'humeur les plus courants sont le Lamictal, le Lithobid, le Tegretol et le Depakote.

L'un des stabilisateurs de l'humeur les plus courants, le Lithobid, peut provoquer les effets secondaires suivants :

- Prise de poids

- Vertiges et fatigue

- Acné

- Vomissements et nausées

- Tremblements

- Complications thyroïdiennes et rénales

En général, chaque type d'anticonvulsivant a ses propres effets secondaires qui sont similaires à ceux du Lithobid, la prise de poids, la fatigue et les éruptions cutanées étant les plus fréquemment rapportés. Votre médecin passera en revue tous ces effets avec vous et vous conseillera de le signaler si les effets secondaires deviennent trop graves. Il effectuera également tous les tests nécessaires pour s'assurer que votre organisme fonctionne correctement pendant le traitement.

Antidépresseurs

Les antidépresseurs sont couramment prescrits aux personnes souffrant de dépression chronique ; ils agissent en modifiant les substances chimiques du cerveau en faveur d'une humeur plus joyeuse et plus lumineuse. En fait, diverses études menées dans le monde entier ont révélé que 80 % des patients souffrant de TPB se voient prescrire des antidépresseurs. La dépression étant l'un des symptômes les plus courants du TPB, il peut être judicieux d'essayer un antidépresseur pour contrer certains de ces symptômes. Cela dit, il existe de nombreux antidépresseurs sur le marché, dont la puissance et les effets secondaires varient. Le plus difficile est de trouver celui qui vous convient le mieux, ce qui peut se faire immédiatement ou après quelques essais et erreurs !

Les antidépresseurs se divisent en deux catégories principales : les inhibiteurs sélectifs de la recapture de la sérotonine (ISRS) et les inhibiteurs de la monoamine oxydase (IMAO). La différence entre les deux est que les IMAO agissent en bloquant certaines substances chimiques dans le cerveau, tandis que les ISRS visent principalement à aider le cerveau à produire davantage de sérotonine (la substance chimique du bonheur dans le cerveau). Les ISRS sont les antidépresseurs les plus couramment utilisés, car ils sont généralement plus efficaces et semblent avoir moins d'effets secondaires.

Cela dit, les ISRS ont toujours des effets secondaires, mais ils ne sont pas aussi graves que leurs homologues et sont généralement de courte durée et de gravité modeste. Les ISRS les plus couramment prescrits sont le Paxil, le Prozac et le Luvox.

Chacun d'entre eux a des effets légèrement différents, mais votre médecin les prescrira en fonction de vos symptômes spécifiques.

Anxiolytiques/Anti-anxiété

Les anxiolytiques sont couramment prescrits pour le traitement de l'anxiété grave chez les patients atteints de TPB. L'anxiété est un symptôme exceptionnellement courant chez les personnes atteintes de TPB, et leur anxiété n'est pas comme celle de la plupart des autres. Oui, nous ressentons tous une certaine anxiété au quotidien lorsque nous avons un projet ou un événement important à l'horizon, mais ce n'est pas comparable à ce que vit une personne souffrant de TPB ! Une anxiété prolongée qui dure plusieurs heures, voire plusieurs jours, peut être extrêmement débilitante, c'est pourquoi il est essentiel de la traiter le plus tôt possible.

Les médicaments contre l'anxiété agissent en incitant le cerveau à libérer davantage d'acide gamma-aminobutyrique (GABA), qui contribue à calmer le cerveau et à le rendre moins réceptif à la détresse. Avec ces médicaments, la fatigue et le brouillard mental ne sont pas rares, ce qui peut être problématique. Un autre problème est qu'il n'est pas possible d'arrêter immédiatement les anxiolytiques s'ils ne sont pas efficaces. Cela peut entraîner de graves symptômes de sevrage tels que des convulsions, une accélération du rythme cardiaque, des tremblements, des vertiges et des nausées. Vous devez toujours consulter votre médecin avant d'envisager d'arrêter votre traitement, afin que vous puissiez être sevré progressivement. Les anxiolytiques les plus courants sont le Valium, le Xanax, le Klonopin et l'Ativan.

Vous pouvez avoir l'impression d'être dépassé par tous les médicaments disponibles, mais n'oubliez pas que votre médecin travaillera avec vous pour trouver ceux qui vous conviennent. Certaines personnes sont très chanceuses et parviennent à trouver rapidement le bon médicament, tandis que d'autres doivent en essayer plusieurs avant de trouver celui qui leur convient. Quoi qu'il en soit, l'effort en vaut la peine !

Les meilleures options de psychothérapie

La psychothérapie est très souvent utilisée en conjonction avec des médicaments pour traiter efficacement la TPB. Si les médicaments sont importants pour réguler les substances chimiques présentes dans le cerveau, la psychothérapie est vitale pour diverses raisons. La psychothérapie fournit au patient les outils mentaux nécessaires pour faire face aux symptômes du TPB sans dépendre uniquement des médicaments. Elle permet également au patient d'être plus conscient des émotions de son entourage et l'aide à contrôler son impulsivité et sa colère.

Thérapie comportementale dialectique (TCD)

Cette première méthode de traitement a d'abord été conçue uniquement pour le TPB, mais en raison de son efficacité, elle est maintenant devenue un traitement courant pour une variété d'autres conditions telles que les troubles de l'alimentation et la toxicomanie. La TCD est une forme de thérapie cognitivo-comportementale, ce qui signifie que son objectif principal est de modifier la façon dont le patient pense afin qu'il développe des schémas de pensée plus sains. L'objectif est qu'il apprenne à mieux faire face aux situations stressantes, à gérer ses émotions et à entretenir des relations saines avec son entourage.

La TCD peut prendre de nombreuses formes différentes et est généralement divisée en trois types de thérapies : la thérapie de groupe, la thérapie individuelle et le coaching téléphonique. En fonction de ses préférences et de ses besoins, le patient peut choisir de rencontrer un thérapeute en personne ou de participer à un groupe avec un thérapeute formé pour apprendre à gérer ses émotions. Il peut également téléphoner à son thérapeute pour lui demander conseil s'il estime qu'il se trouve dans une situation qu'il ne peut pas contrôler et qu'il a besoin d'une aide professionnelle. En tant qu'approche psychothérapeutique fondée sur des données probantes, la TCD est divisée en une variété de techniques différentes, que je vais énumérer et expliquer ci-dessous.

Tolérance à la détresse

Cette première technique est vitale pour le traitement du TPB, car elle aide le patient à apprendre à faire face efficacement aux situations pénibles. Au lieu de perdre le contrôle, la tolérance à la détresse vous aidera à rester calme dans n'importe quelle situation en utilisant quatre techniques clés. Ces techniques sont la distraction, l'auto-apaisement, l'amélioration du moment présent et la comparaison des avantages et des inconvénients du contrôle des émotions par rapport à la perte de sang-froid et à la création d'un drame. L'essentiel est d'apprendre à se distraire afin d'avoir plus de temps pour réfléchir avant de réagir.

Un bon exemple d'exercice de tolérance à la détresse consiste à conseiller au patient de s'engager dans une activité qui permet à ses émotions de suivre son corps. Il peut s'agir d'une promenade à l'extérieur, de jouer d'un instrument de musique ou d'écrire ses sentiments.

Régulation des émotions

La régulation des émotions est une compétence vitale qui vous permet de gérer vos émotions afin qu'elles ne prennent pas complètement le dessus sur vos pensées et vos actions. Pour ce faire, vous devez identifier et nommer vos sentiments afin de mieux les comprendre et de les transformer en quelque chose de plus positif. Il s'agit essentiellement de transformer les émotions négatives en émotions plus positives, ce qui ne peut se faire qu'en identifiant les émotions que vous ressentez.

Par exemple, si vous vous sentez blessé ou frustré par les actions de votre partenaire, vous voudrez peut-être prendre vos distances et l'éviter complètement. En régulant vos émotions, vous pouvez apprendre à passer du temps avec lui et à communiquer afin de résoudre le conflit et de construire une relation saine.

Efficacité interpersonnelle

La méthode suivante est essentielle pour aider le patient à maintenir et à établir des limites saines au sein d'une relation sans endommager cette dernière. Cette technique donne au patient les outils nécessaires pour dire "non" en pratiquant une communication efficace, en apprenant à se respecter et à respecter les autres, et en apprenant à gérer les personnes difficiles. Cette technique est divisée en ce que l'on appelle les étapes du DONNER, qui sont énumérées ci-dessous :

- Douceur : Évitez l'agressivité et l'attaque de l'autre personne lorsque vous exprimez une opinion.

- Intérêt : Écouter efficacement en permettant à l'autre personne de s'exprimer et en écoutant ce qu'elle a à dire.

- Valider : montrer à l'autre personne que vous reconnaissez ses pensées et ses sentiments.

- Facile : Montrez à la personne que vous êtes ferme mais léger en souriant et en restant positif.

La pleine conscience

La pleine conscience est une autre approche clé utilisée dans la TCD, car elle aide le patient à apprendre à vivre dans l'instant présent et à reconnaître son environnement. La pleine conscience vous aide à être plus conscient de vos sens, de vos impulsions et de vos émotions d'une manière positive et sans jugement. En ralentissant les choses et en vivant dans le présent, vous vous donnez les moyens de faire face aux situations difficiles et aux émotions de manière calme et raisonnable. La pleine conscience permet d'éviter tout débordement émotionnel ou agressif, fréquent chez les patients atteints de TPB.

Lorsqu'il s'agit de pratiquer la pleine conscience, les exercices de respiration sont un point de départ courant. Par exemple, de nombreux exercices de pleine conscience impliquent de prêter attention à chaque inspiration et expiration. Vous devez être attentif à la sensation que vous ressentez, ainsi qu'au mouvement de votre poitrine qui se soulève et s'abaisse. La même chose peut s'appliquer à l'alimentation, et c'est pourquoi la pleine conscience est également couramment utilisée pour traiter divers troubles alimentaires, car elle apprend au patient à se concentrer sur le goût et l'expérience de la nourriture plutôt que d'utiliser la nourriture comme une forme d'évasion.

Thérapie basée sur la mentalisation (MBT)

La thérapie MBT est une autre approche fondée sur des données probantes qui utilise une combinaison d'approches psychanalytiques modernes et plus anciennes pour traiter le TPB. Essentiellement, la mentalisation consiste à se parler à soi-même de manière à comprendre et à reconnaître ses pensées et ses sentiments de manière saine, créant ainsi un sentiment stable d'identité. Les experts estiment que la TMB est efficace pour le TPB car elle implique une formation très basique et s'attaque aux principaux problèmes liés au TPB ; il s'agit principalement de l'incapacité à gérer et à comprendre les émotions. Les personnes atteintes de TPB se sentent souvent dépassées et incapables de gérer leurs émotions, ce qui peut souvent conduire à des comportements autodestructeurs. La MBT s'attaque à ce problème en leur donnant les outils nécessaires pour identifier et gérer ces émotions, ce qui permet d'éviter une explosion émotionnelle ou des comportements préjudiciables.

Le traitement est généralement de longue durée pour la MBT et peut durer entre un an et 18 mois. Les séances de thérapie consistent à discuter ouvertement de ce qui se passe dans la vie du patient, y compris des difficultés ou des événements traumatisants. Cela dit, le patient est également encouragé à parler des membres de sa famille et de ses amis proches, car leurs actions et leurs pensées ont également un impact. L'objectif est que le patient reconnaisse et comprenne ses propres émotions ainsi que celles des autres, ce qui lui permettra de mieux gérer ses impulsions et ses réactions dans une situation de stress.

Thérapie centrée sur les schémas

L'idée principale de la thérapie centrée sur les schémas est que les traumatismes de l'enfance ont un impact direct sur la façon dont nous percevons le monde qui nous entoure. Lorsque les besoins fondamentaux de l'enfance, tels que l'amour et l'acceptation, ne sont pas satisfaits, des schémas précoces inadaptés se développent. En d'autres termes, l'individu est incapable de traiter et de comprendre les émotions, ce qui signifie qu'il réagit de manière malsaine. La théorie des schémas soutient le fait que les symptômes du TPB sont souvent le résultat d'expériences traumatisantes vécues dans l'enfance, ce qui signifie que la thérapie axée sur les schémas est l'un des meilleurs moyens de traiter ces symptômes.

Les schémas peuvent être décrits comme des modèles généraux de pensée et de comportement qui déterminent en fin de compte la façon dont nous voyons le monde et la manière dont nous réagissons à certaines situations. Les choses peuvent mal tourner lorsque les schémas de l'enfance sont déformés à la suite de situations stressantes ou traumatisantes, ce qui peut déclencher une réaction traumatique si une situation similaire se présente à l'âge adulte. En fait, le développement de schémas malsains ou toxiques dans l'enfance a tendance à se poursuivre à l'âge adulte. La thérapie des schémas a pour but de s'attaquer à ces problèmes et de les rectifier afin qu'ils ne créent plus de réaction malsaine.

À ce stade, vous vous demandez probablement à quoi peuvent ressembler ces schémas malsains chez une personne atteinte de TPB. Les personnes atteintes de TPB ont souvent une peur intense de l'abandon, ce qui signifie qu'elles sont terrifiées à l'idée que leurs proches les quittent. En conséquence, elles peuvent quitter les personnes qui leur sont chères pour tenter de partir avant qu'elles ne soient elles-mêmes abandonnées. Elles peuvent également s'engager dans des relations où elles sont traitées injustement, car c'est ainsi qu'elles ont été élevées. D'autre part, elles peuvent s'accrocher trop étroitement à leurs proches, ce que l'on appelle l'enchevêtrement. Cela signifie qu'elles ont l'impression de ne pas pouvoir être satisfaites ou de ne pas réussir sans un être cher, et qu'elles deviennent donc trop dépendantes des autres. À l'opposé, elles peuvent s'isoler du monde qui les entoure, car elles ont l'impression de ne pas être à leur place. En fin de compte, le schéma dépend entièrement des expériences passées de l'individu.

Chaque individu réagit différemment aux schémas de l'enfance, qui peuvent être définis comme trois méthodes distinctes d'adaptation :

1. La surcompensation : Il s'agit d'un comportement extrême de l'individu lorsqu'il est exposé à une situation qui lui rappelle un schéma antérieur ; il adopte alors des comportements qui sont à l'opposé de ce schéma.

2. L'abandon : Cela signifie que l'individu se comporte d'une manière qui renforce ses schémas d'enfance.

3. L'évitement : Cela signifie que la personne fait délibérément tout ce qui est en son pouvoir pour éviter les situations qui déclenchent des

sentiments de stress, d'anxiété et de vulnérabilité.

Une fois que le thérapeute a identifié la catégorie à laquelle appartient son patient, il peut mener la thérapie en conséquence. La thérapie axée sur les schémas s'est révélée efficace pour les patients atteints de TPB et devrait être pratiquée en conjonction avec des médicaments prescrits par un professionnel.

Thérapie centrée sur le transfert

Ce qui distingue ce type de thérapie des autres est le fait que le thérapeute se concentre sur les comportements qui apparaissent pendant la séance de thérapie plutôt qu'en dehors de celle-ci. L'objectif principal est d'aider l'individu à développer des moyens plus sains pour faire face aux comportements autodestructeurs en améliorant son estime de soi. Cette idée se concentre sur la signification du transfert, qui signifie essentiellement la projection des émotions et des sentiments d'une personne sur une autre. La personne n'est généralement pas consciente de ce qui se passe et projette inconsciemment ses sentiments de peur ou de colère sur une personne qui ne se doute de rien, ce qui constitue une méthode d'adaptation.

Comme vous le pensez peut-être déjà, ce n'est certainement pas la façon la plus saine de gérer ses pensées et ses émotions ! En gardant cela à l'esprit, un thérapeute supposera qu'il y a un transfert entre le patient et le thérapeute, et il essaiera de déballer la signification de ce phénomène. Le thérapeute y parviendra en demandant au patient d'identifier des exemples de transfert au cours de la séance de thérapie, puis il découvrira comment le patient peut mieux gérer cette situation en dehors de la salle de thérapie.

Cette thérapie s'appuie sur la théorie des relations d'objet, qui souligne le fait que les êtres humains sont plus sensibles aux liens sociaux qu'à l'agression ou au sexe. En substance, on enseigne aux patients que c'est ainsi que chaque personne veut se connecter et on encourage une communication ouverte sur cette base. L'objectif principal est d'atténuer les symptômes tels que l'impulsivité, l'agressivité, les pensées suicidaires, l'anxiété et l'automutilation. Le thérapeute devra développer un lien de confiance entre lui et le patient, car ce dernier devra s'ouvrir véritablement au thérapeute afin qu'il puisse assumer la responsabilité de ses actes et apporter les changements nécessaires. En d'autres termes, il doit cesser d'imputer son comportement au diagnostic et prendre la responsabilité de son traitement en faisant ce qui doit être fait.

Conseils pour tirer le meilleur parti de la thérapie

Bien que la thérapie puisse être incroyablement bénéfique pour l'amélioration des symptômes du TPB et une vision plus saine de la vie, elle peut être intimidante au début. Si vous voulez vraiment voir des changements positifs, vous devez vous engager pleinement dans vos séances de thérapie. Sans positivité ni engagement, vous ou vos proches perdez un temps précieux et de l'argent, ce qui n'est juste pour personne. Dans cette optique, je vais vous présenter quelques conseils efficaces à suivre pour tirer le meilleur parti de la thérapie.

S'entourer de soutiens

Avant d'entamer une thérapie, quelle qu'elle soit, assurez-vous d'avoir un système de soutien solide sur lequel vous pouvez compter. Il peut être facile de s'isoler lorsqu'on se sent dépassé ou jugé, ce qui peut être très préjudiciable aux progrès. Si vous n'avez pas d'ami ou de membre de votre famille pour vous apporter le soutien dont vous avez besoin, vous pourriez tirer un grand profit d'un groupe de soutien aux personnes atteintes de TPB. Vous pourrez discuter ouvertement avec d'autres personnes qui traversent des difficultés similaires, ce qui peut être un bon moyen de pratiquer une communication ouverte avant d'entamer une thérapie.

Participez activement à votre traitement

Vous pouvez avoir le meilleur thérapeute du monde et une structure de soutien incroyable, mais sans votre engagement personnel, vous ne verrez pas beaucoup de progrès. Pour évoluer et surmonter vos difficultés, vous devez vous engager activement et être présent lors de vos séances de thérapie. Aussi difficile que cela puisse paraître, l'honnêteté et la transparence avec votre thérapeute sont le meilleur moyen de réaliser des progrès significatifs et d'établir une relation. Posez autant de questions que possible et n'ayez jamais peur de faire des recherches avant votre séance de thérapie afin de préparer vos questions.

Deuxièmement, n'hésitez jamais à modifier votre plan de traitement si vous avez l'impression qu'il ne vous convient pas. Avec les nombreuses méthodes de traitement disponibles, vous trouverez certainement celle qui vous conviendra le mieux.

S'assurer d'avoir un plan de sécurité

Le parcours de la thérapie peut être à la fois gratifiant et stimulant, et il est souvent empreint d'émotions difficiles. Parfois, ces émotions sont gérables, alors qu'à d'autres moments, elles peuvent être vraiment accablantes et donner lieu à des pensées et des impulsions dangereuses. Pour éviter qu'elles ne se concrétisent, élaborez un plan d'urgence sur lequel vous pourrez compter.

L'idée est d'avoir un plan que vous pouvez utiliser lorsque les choses tournent mal et que vous vous sentez seul ; cela peut même vous sauver la vie. Lorsque tu te sens bien mentalement, élabore un plan que tu pourras suivre si tu te sens impulsif et que tu as envie de t'automutiler. Ce plan peut être mis de côté lorsque vous avez peur ou que vous vous trouvez dans une situation dangereuse et peut vous éviter de prendre une mauvaise décision.

Prendre soin de son corps

S'il est extrêmement important de prendre soin de sa santé mentale, la santé physique est également un aspect vital. Une alimentation saine et équilibrée et une activité physique régulière vous aideront à vous sentir mieux physiquement et mentalement. Prendre soin de son corps est bon pour la confiance et l'estime de soi, ce qui a un impact direct sur l'humeur et la conscience de soi. Vous devez également vous assurer que vous bénéficiez d'un sommeil de qualité en maintenant un horaire de sommeil régulier. Enfin, consacrez du temps à des activités qui vous détendent et vous apportent de la joie de vivre, car c'est un excellent moyen d'éloigner le stress.

Une fois que vous aurez instauré une bonne routine, il vous sera beaucoup plus facile de gérer vos symptômes de TPB et de vous engager pleinement dans la thérapie.

CHAPITRE 5 : TECHNIQUES POUR AIDER UN PROCHE

Si vous lisez ce livre parce qu'un de vos proches est atteint de TPB, vous savez déjà à quel point cela peut être éprouvant sur le plan émotionnel et mental. Vous aimez profondément cette personne, mais vous vous sentez impuissant face à son état. Si c'est le cas, sachez que vous n'êtes certainement pas seul ! Vivre avec une personne atteinte de TPB peut signifier des jours de troubles émotionnels, la personne souffrant d'une immense détresse émotionnelle. Lorsque ces jours arrivent, vous devez vous armer d'outils pour être la meilleure structure de soutien possible, et c'est exactement ce que vous apprendrez dans ce chapitre.

Les meilleures stratégies pour faire face

Établir le rapport par la confiance et le respect

Comme vous le savez maintenant, les personnes atteintes de TPB ont générale-ment des antécédents de traumatismes dans l'enfance. Cela signifie qu'elles peu-vent avoir une vision méfiante des autres et du monde en général, ce qui leur donne un sentiment de vulnérabilité et d'insécurité. En tant qu'être cher dans leur vie, il vous incombe de faire de votre mieux pour leur inculquer un sentiment de sécurité et de confiance. Montrez-leur que vous avez confiance en leur capacité à réussir et à être la meilleure version possible d'eux-mêmes. Bien qu'il puisse être tentant de prendre des décisions à sa place, il est préférable de le guider dans la bonne direction et de le laisser prendre la décision finale.

Soyez toujours prêt à offrir de l'aide et des conseils, mais uniquement lorsqu'ils le demandent. Faites-leur part de votre volonté de toujours leur tendre la main ou d'être à leur écoute, mais ne soyez jamais trop pressant. Lorsque vos proches sentiront qu'ils peuvent se sentir réconfortés par votre compréhension et vos connaissances, ils se sentiront plus à même de relever d'autres défis par eux-mêmes.

Encourager et identifier les points forts

Les personnes souffrant de TPB ont généralement un sens fracturé du soi et de l'identité, ce qui signifie qu'elles ne sont généralement pas sûres de ce qui les rend uniques. Elles ont une idée fausse de la façon dont les autres les perçoivent, ce qui ne fait qu'accroître leur anxiété. Cela dit, les aider à identifier leurs points forts est un excellent moyen de renforcer leur confiance en eux et de mieux comprendre qui ils sont. Pour ce faire, identifiez et rappelez-vous des situations où ils ont fait preuve d'une force ou d'un attribut positif. Rappelez ce moment avec eux, encouragez-les à répéter ce comportement et rappelez-leur les raisons pour lesquelles ils ont fait du bon travail.

Cela dit, assurez-vous toujours d'être parfaitement honnête avec eux à cet égard. Bien que l'objectif soit de renforcer leur confiance, vous devez vous assurer que vous le faites pour les aider réellement et non pour leur donner de faux espoirs.

S'informer

L'une des choses les plus importantes que vous puissiez faire pour un proche atteint de TPB est de vous renseigner sur ce trouble. Cela dit, le fait que vous soyez en train de lire ce livre signifie que vous avez déjà fait la moitié du chemin, alors bravo ! En outre, il est important que vous compreniez parfaitement le TPB afin de pouvoir réagir de la meilleure façon possible. Rappelez-vous qu'il vous incombe d'éviter de jeter de l'huile sur le feu, surtout lorsque votre proche traverse un épisode émotionnel grave. En réagissant de façon calme et utile, vous aurez plus de chances de désamorcer la situation et de ramener le calme.

Par exemple, une personne atteinte de TPB peut voir dans une situation tout à fait normale une occasion de se disputer. Un rendez-vous au café annulé pour une raison légitime peut lui donner l'impression d'être abandonnée ou rejetée, ce qui peut l'amener à s'emporter. Au lieu de simplement reporter le rendez-vous, la personne TPB peut éviter complètement toute interaction future ou exiger d'être vue immédiatement. Quel que soit le résultat, la personne souffrant de TPB peut réagir par une réaction émotionnelle intense qui peut faire fuir les autres. La meilleure façon de gérer cette situation est de comprendre qu'elle réagit simplement par peur et non par haine, et vous devez faire de votre mieux pour faire preuve de compréhension. N'oubliez pas qu'il se sent simplement incompris et qu'il cherche du réconfort et de la compréhension auprès d'une personne qui lui est chère.

Être une source de confiance

Comme vous le savez, les personnes atteintes de TPB ont généralement un passé tumultueux en matière de confiance. Enfants, elles ont peut-être grandi dans un foyer où elles avaient l'impression de n'avoir personne vers qui se tourner pour obtenir des conseils dignes de confiance. En fait, il se peut que leur confiance ait été brisée à plusieurs reprises ! C'est là que vous pouvez être leur lueur d'espoir : montrez-leur qu'ils peuvent se confier à vous en toute confidentialité. À moins que ce qu'ils partagent avec vous ne risque de leur nuire ou de nuire à d'autres personnes, gardez pour vous ce qu'ils vous disent afin d'établir une base de confiance et d'honnêteté. Faites de votre mieux pour tenir vos promesses et éviter de les laisser tomber à la dernière minute.

Cela dit, ne faites pas de promesses que vous ne pourrez pas tenir. Fixez plutôt des limites réalistes et compatibles avec votre emploi du temps, afin d'être présent à l'heure dite et d'établir une relation de confiance.

Encourager l'assistance professionnelle

Il peut être extrêmement décourageant pour une personne de chercher une aide professionnelle, surtout lorsque cela peut révéler des aspects plus sombres d'elle-même qu'elle n'est pas prête à découvrir. Cela est d'autant plus vrai pour une personne atteinte de TPB, même si la thérapie peut l'aider à lutter contre l'anxiété et la dépression. Vous pouvez l'encourager à faire ce pas courageux et lui fournir des informations sur la marche à suivre. Vous pouvez également aller jusqu'à l'aider à prendre son premier rendez-vous, s'il se sent à l'aise avec vous.

Les thérapies de groupe et individuelles peuvent être incroyablement efficaces pour gérer les symptômes du TPB, en particulier si la personne souffre de dépression, d'anxiété ou s'automutile. La possibilité d'en parler avec un professionnel peut vraiment l'aider à s'ouvrir et à explorer d'autres moyens de gérer ses émotions intenses.

Surveiller de près les tendances suicidaires

Les personnes atteintes de TPB ont beaucoup plus de chances de se suicider que le reste de la population, ce qui signifie que vous devez prendre cette question très au sérieux. Si la personne aborde le sujet avec vous ou donne des signes qui l'indiquent, vous devez avoir une conversation sérieuse avec elle. Soyez transparent en lui faisant part de vos inquiétudes et de votre intention de prendre des mesures si vous estimez qu'il représente un danger pour lui-même. N'ayez jamais peur de contacter un professionnel ou un service d'assistance téléphonique en cas de suicide si vous pensez que votre proche est en grande difficulté !

S'il s'agit d'une fausse alerte, ils peuvent être en colère ou gênés. Cependant, mieux vaut prévenir que guérir, alors prenez toujours des précautions supplémentaires pour assurer leur sécurité si vous en ressentez le besoin.

Gérer les conflits en utilisant l'attachement

Pour une personne atteinte de TPB, le conflit peut vraiment être un moment décisif (même lorsqu'il n'a pas à l'être). Les conflits font partie intégrante de toute relation et peuvent même la renforcer s'ils sont gérés correctement. Cela dit, une personne atteinte de TPB ne voit pas les choses de cette façon - en fait, le conflit est perçu comme un marqueur d'abandon et de rejet, ce qui entraîne des sentiments de honte et de culpabilité. Un petit conflit peut même amener une personne atteinte de TPB à remettre en question l'ensemble de la relation, ce qui peut être préjudiciable aux deux parties. En tant que structure de soutien, il vous appartient de l'encourager à considérer les conflits comme des éléments constitutifs d'une relation plus solide.

Si des conflits surviennent entre vous et un être cher, veillez à continuer à construire la relation et à surmonter les difficultés. En restant attentif et attaché aux conflits, vous guérissez la personne TPB et encouragez un changement significatif et durable. Si un conflit survient et que vous n'êtes pas sûr de la façon de le gérer, essayez de vous concentrer sur ce comportement spécifique plutôt que de lui donner l'impression que vous attaquez sa personnalité. Organisez un appel téléphonique ou une visite pour discuter du conflit et de la marche à suivre, et assurez la personne que, bien que vous soyez mécontent de ce qui s'est passé, vous êtes là pour rester et que vous ne l'abandonnerez pas.

Pratiquer la connaissance de soi

Ce point est extrêmement important, car il concerne votre propre prise en charge et vos limites. Faire l'effort de comprendre et de soutenir un être cher atteint de TPB est une chose incroyable à faire pour plusieurs raisons. Cela dit, cela peut aussi être extrêmement épuisant sur le plan émotionnel lorsque vous vous permettez de donner plus que vous ne prenez dans une relation. Soyez attentif à votre niveau de stress et comprenez vos limites. Exprimez toujours ce que vous ressentez avec gentillesse et expliquez que vous devez prendre soin de vous afin d'être la meilleure structure de soutien possible.

Gardez toujours à l'esprit que toute relation saine nécessite des concessions mutuelles, mais qu'une relation avec une personne atteinte de TPB exige un peu plus de concessions de votre part. N'ayez jamais peur de dire que vous avez besoin d'une petite pause, mais insistez sur le fait que ce n'est pas la fin de la relation.

Prendre le temps de faire des activités agréables

L'un des meilleurs moyens d'établir une relation et des liens avec un proche atteint d'un TPB est d'organiser ensemble des activités apaisantes et agréables. Veillez à ce que l'activité choisie plaise aux deux parties et favorise la détente et l'amusement. Des activités telles que la randonnée, la marche, le cinéma, le café ou le déjeuner sont autant de sorties saines qui favoriseront les interactions positives et renforceront votre lien. Non seulement vous vous amuserez et vous vous sentirez plus détendu, mais votre proche atteint de TPB se sentira plus en sécurité. Essayez de programmer ces sorties au moins une fois par semaine et faites de votre mieux pour respecter votre engagement !

CHAPITRE 6 : FIXER DES LIMITES ET UNE COMMUNICATION SAINES

Dans les chapitres précédents, nous avons discuté de l'importance cruciale d'être là pour votre proche atteint de TPB, mais aussi de répondre à vos propres besoins. Bien que cet aspect n'ait été que brièvement abordé, le présent chapitre traite plus en détail de la meilleure façon de communiquer avec une personne atteinte de TPB et de fixer des limites saines avec elle. La clé du maintien d'une relation saine pour les deux parties est de comprendre comment communiquer efficacement, et c'est exactement ce qui sera abordé dans ce chapitre. Commençons !

Pourquoi les limites sont-elles si importantes ?

Les personnes atteintes de TPB ont tendance à déverser leur colère sur leurs proches, ce qui peut être extrêmement traumatisant et épuisant sur le plan émotionnel pour ces derniers. Le fait de devoir continuellement faire face à cette situation peut laisser la personne complètement désemparée, car elle peut avoir l'impression d'être maltraitée. Parfois, elle peut avoir l'impression d'être impuissante et que les symptômes du TPB ont pris le contrôle total de la situation. Bien que cela puisse sembler vrai, la vérité est que vous avez plus de contrôle que vous ne le pensez !

Quelle que soit la personne atteinte de TPB, vous lui devez, ainsi qu'à vous-même, d'apprendre de nouvelles techniques pour faire face à ces problèmes. Cela vous aidera à mieux communiquer et à améliorer votre relation avec elle, même si vous avez l'impression qu'elle est unilatérale. En contrôlant vos propres réactions, en établissant une communication calme et claire et en fixant des limites, vous pouvez accélérer les signes d'amélioration et donner un exemple clair de la manière dont deux personnes doivent interagir dans le calme et le respect.

À ce stade, vous savez probablement déjà qu'un de vos proches est atteint de TPB, et vous connaissez donc les signes et les symptômes à surveiller. Si vous n'êtes pas sûr, vous pouvez vous reporter au deuxième chapitre. Pour l'instant, vous devez donner la priorité à vos propres besoins et à votre santé mentale afin d'être la meilleure structure de soutien possible pour votre proche, ce qui m'amène à mon prochain point.

Les étapes importantes de l'autosoin

Si vous êtes le parent d'un enfant atteint de TPB, il peut être extrêmement facile de se plier à ses moindres caprices dans l'espoir d'échapper à une crise de colère. En toute honnêteté, vous ne vous rendez service à vous-même ni à votre enfant en agissant de la sorte. En fait, cela ne fera qu'entraîner un épuisement de votre part, voire une dépression et d'autres problèmes de santé mentale. De plus, votre enfant ne viendra probablement pas frapper à votre porte pour vous remercier de vos sacrifices ! Alors, quelle est la meilleure solution ?

La meilleure chose que vous puissiez faire pour un proche atteint de TPB est de revêtir votre propre armure avant d'entrer sur le champ de bataille. Si vous ne le faites pas, vous finirez par être abattu et par perdre la bataille ! Pour ce faire, vous pouvez essayer les étapes énumérées ci-dessous.

Rejoignez votre propre groupe de soutien pour les TPB

Tout d'abord, vous devez vous rappeler que vous n'êtes certainement pas seul dans cette situation ! Il y a beaucoup d'autres personnes dans le monde qui traversent les mêmes épreuves, et cela peut certainement vous aider à vous sentir mieux si vous pouvez entrer en contact avec d'autres personnes. Consultez votre journal local pour savoir s'il existe des groupes de soutien dans votre région ou rejoignez un forum en ligne sur la TPB. Ce qui compte, c'est que vous puissiez partager votre expérience et vos sentiments avec d'autres personnes et obtenir des conseils utiles. Au moins, vous disposerez d'un espace sûr pour vous défouler !

Garder les autres près de soi

Lorsque vous êtes aux prises avec un cas difficile de TPB, il peut être très facile de vous éloigner des autres dans l'espoir qu'ils ne seront pas victimes ou témoins d'un accès d'agressivité. Le problème, c'est que vous vous isolez de vos amis et de votre famille qui se soucient de vous et qui pourraient même vouloir vous aider. En tant qu'être humain, vous avez besoin d'une main secourable, d'une épaule sur laquelle vous appuyer et de quelqu'un qui écoutera vos préoccupations et vous donnera une réponse réaliste. En vous isolant, vous vous exposez à la manipulation de la personne atteinte de TPB, ce qui n'est bon pour personne.

Surveiller le niveau de stress

Il peut être extrêmement tentant de perdre son sang-froid lorsque vous avez eu une longue journée de travail et que vos émotions sont à fleur de peau. Cela dit, si vous perdez votre sang-froid et que la personne atteinte du TPB fait de même, vous risquez de vous retrouver dans une situation explosive. Vous devez également savoir que cette personne mettra souvent votre patience à l'épreuve et qu'une réaction hostile et colérique ne fera qu'alimenter sa colère. Pour éviter cela, faites ce que vous pouvez pour gérer votre niveau de stress, que ce soit en respirant lentement, en faisant du yoga, de la méditation ou de l'exercice. Les techniques de respiration profonde sont l'un des meilleurs moyens d'endiguer l'anxiété et le stress au fur et à mesure qu'ils se manifestent.

Donnez la priorité à votre santé

Il peut être extrêmement facile de négliger son alimentation, son sommeil et sa routine d'exercice lorsqu'on se trouve au milieu d'une semaine émotionnellement tumultueuse. Même si vous n'en avez pas envie, c'est le moment de donner la priorité à ces choses. Si vous manquez de sommeil et que vous mangez mal, vous ne serez certainement pas en état de traiter les symptômes d'une personne souffrant de TPB de la manière la plus efficace qui soit. Veillez à manger beaucoup d'aliments complets, à boire suffisamment d'eau, à faire de l'exercice plusieurs fois par semaine et à dormir au moins sept à huit heures par nuit. Cela vous aidera à mieux contrôler vos émotions et votre stress.

Prendre du temps pour soi (et pour les autres)

Bien que la présence d'une personne atteinte de TPB dans votre vie puisse prendre beaucoup de temps, cela ne signifie pas qu'elle doive occuper tout votre temps ! Le fait de vous permettre d'avoir une vie en dehors de votre relation avec cette personne n'est pas seulement bon pour vous, mais aussi pour elle. Vous vous sentirez plus frais après avoir passé du temps avec d'autres personnes et vous aurez une vision renouvelée de la situation. Cela ne peut que profiter à votre relation avec eux, et vous vous sentirez beaucoup plus calme et détendu.

Communiquer efficacement

Nous avons abordé brièvement les meilleures façons d'aborder certains scénarios courants avec une personne TPB, mais nous allons maintenant nous concentrer sur certaines compétences de base en communication que vous devrez maîtriser dans des situations futures. Une fois que vous aurez planifié votre réaction en cas de crise, vous serez en mesure de désamorcer la situation beaucoup plus rapidement. Dans cette optique, voici quelques moyens efficaces d'améliorer la communication, de prévenir les crises et d'améliorer votre relation.

Se concentrer davantage sur les sentiments que sur les paroles

Une personne atteinte de TPB a parfois du mal à exprimer ce qu'elle ressent vraiment, ce qui fait que ses paroles sont mal interprétées. En conséquence, ses intentions et ses émotions sont mal comprises, ce qui ne fait que renforcer son sentiment d'isolement. Ce que vous pouvez faire pour l'aider, c'est essayer de vous concentrer sur les émotions qui se cachent derrière les mots qu'il prononce - peut-être que ses mots paraissent agressifs, alors qu'il est simplement triste. L'un des plus grands besoins des personnes TPB est de se sentir reconnues. Vous devez donc creuser un peu plus pour comprendre ce que leurs paroles signifient vraiment.

La prochaine fois que votre proche s'emporte, posez-lui des questions et essayez de dépasser ses mots pour comprendre l'émotion sous-jacente qu'il ressent. Au lieu de lui renvoyer la balle, essayez de lui dire que vous comprenez ce qu'il ressent et que vous êtes prêt à l'écouter.

Don't Bring Them Down (Écouter)

Comme je l'ai mentionné au point précédent, faites de votre mieux pour mettre votre ego de côté, même lorsque la personne met votre patience à rude épreuve. Même si elle est complètement irrationnelle, vous devez trouver en vous la force de vous élever au-dessus d'elle et de rester calme et posé. Il est tout à fait normal d'avoir envie d'essayer de gagner la discussion ou de dire qu'elle a complètement tort. C'est la nature humaine ! Ce que vous devez faire au contraire, c'est l'écouter et lui montrer que, même si vous n'êtes pas toujours d'accord avec lui, vous êtes prêt à écouter ce qu'il a à dire.

Identifier le bon moment pour une conversation

Même si vous avez vraiment besoin d'avoir une conversation et de vous défouler, assurez-vous que vous avez choisi une occasion appropriée. Si votre proche vous menace, hausse le ton et se met en colère, ce n'est *certainement* pas le moment ! La meilleure chose à faire est de lui dire que vous voulez discuter, mais plus tard, une fois qu'il se sera calmé. Si nécessaire, retirez-vous de la situation et revenez vers eux une fois que l'orage est retombé.

Ne vous concentrez pas uniquement sur leur trouble

Même si vous avez l'impression que le trouble occupe une place prépondérante dans votre vie, il est important de ne pas en faire part à votre proche. Faites de votre mieux pour aborder d'autres sujets que le TPB afin de détendre l'atmosphère et de montrer à vos proches que votre vie ne tourne pas uniquement autour de leur maladie. Prenez le temps de vous intéresser à leur vie et à leurs activités, et encouragez toujours ouvertement les aspects positifs.

La distraction est essentielle

Si vous sentez que votre proche est contrarié et sur le point d'exploser, faites de votre mieux pour le distraire avec une activité ou quelque chose qu'il aime. Qu'il s'agisse d'évoquer un vieux souvenir, de suggérer une promenade ou une sortie dans les magasins, ou encore de boire sa tasse de thé préférée, faites en sorte de le distraire ! Tout ce dont votre proche a besoin en ce moment, c'est de quelque chose qui le calme et l'apaise le plus rapidement possible, et c'est à vous d'en prendre l'initiative afin d'éviter un épisode.

Pratiquer la sympathie et l'écoute active

Comme vous en avez peut-être déjà fait l'expérience, converser avec une personne atteinte de TPB peut parfois donner l'impression de parler à un jeune enfant. Bien qu'il puisse être tentant de l'écarter ou de lui répondre par une remarque tout aussi immature, la meilleure chose à faire est de lui accorder toute votre attention, sans vous laisser distraire par la télévision ou votre téléphone. Évitez de réorienter la discussion sur vos propres problèmes et essayez plutôt de vous concentrer sur ce qu'il essaie de vous dire. Même si vous n'êtes pas d'accord avec ce qu'il dit, évitez à tout prix de le critiquer et de le blâmer : cela ne vous mènera *nulle part* !

Les étapes clés pour établir des limites saines

Il n'est pas facile de dire à une personne atteinte de TPB que vous devez poser vos limites afin de préserver la relation, surtout lorsqu'elle est si sensible. Bien que cela puisse être difficile au début, apprendre à fixer vos limites et à les respecter vous sera bénéfique à tous les deux à long terme ! Vous apprendrez ici à fixer vos limites, à les expliquer gentiment à votre proche atteint de TPB et, surtout, à les maintenir.

Phase de préparation

Décidez de vos limites

Félicitations ! Vous avez maintenant pris la décision d'établir des limites person-nelles entre vous et l'être cher - vous avez déjà fait la moitié du chemin ! Lorsqu'il s'agit d'établir des limites, certaines personnes sont un peu confuses quant à la façon exacte de les déterminer et de les établir. Pour faciliter les choses, vos limites sont essentiellement le reflet de vos valeurs et de votre morale. Une fois que vous les connaissez, vous pouvez vous protéger des situations qui vous mettent mal à l'aise.

Par exemple, disons que l'une de vos valeurs fondamentales est l'honnêteté et l'in-tégrité. Si vous avez dans votre vie une personne qui ment constamment, cela va provoquer une rupture massive dans votre relation et vous blesser profondément. Si votre proche vous ment régulièrement, vous devez lui faire savoir que c'est inacceptable et que vous ne le tolérerez pas. Exprimez-lui clairement qu'il s'agit pour vous d'une rupture, et s'il ne peut pas respecter cela, vous aurez besoin d'un peu d'espace.

Quoi qu'il en soit, dressez à l'avance une liste de toutes vos limites et donnez des exemples de ce que pourrait être leur franchissement. Il est également utile de se remémorer les expériences passées où ces limites ont été franchies pour s'y référer.

Décider d'un plan

Plus important encore, vous devez décider de la manière dont vous réagirez si ces limites sont franchies. Si vous ne le faites pas, vous risquez de ne pas être en mesure de gérer la situation sur le moment et votre réaction risque d'être inadéquate. Rappelez-vous que la clé pour fixer des limites est de gagner le respect, alors assurez-vous que votre réaction à leur comportement reflète ce sentiment.

Par exemple, si votre proche élève la voix et vous insulte, vous devez réagir de façon appropriée. Vous avez discuté de vos sentiments négatifs à l'égard des cris et des jurons, mais votre proche a tout de même franchi la limite. Au lieu de lui répondre par des cris, il est préférable de vous retirer complètement de la situation. Quittez la maison pendant quelques heures si nécessaire, et donnez-lui le temps de réfléchir seul à la gravité de son comportement.

Assurez-vous d'avoir déjà planifié cela avant que l'événement ne se produise afin de connaître votre plan d'action à l'avance.

Se préparer à une réaction brutale

Les personnes atteintes de TPB ont tendance à être excessivement sensibles aux changements de comportement des autres, en particulier de ceux qui leur sont chers. Il n'est donc pas rare qu'elles réagissent par l'embarras, la colère ou la blessure lorsque vous exprimez ce que vous n'êtes plus prêt à accepter. La meilleure chose à faire est de préparer à l'avance la façon dont vous réagirez si cela se produit - ne soyez pas à court de mots !

La meilleure chose à faire est d'expliquer clairement et calmement votre raisonnement et d'insister sur le fait que vous agissez ainsi parce que vous tenez à votre relation. Exprimez le fait que vous tenez beaucoup à lui et que vous voulez que la relation s'épanouisse, d'où la nécessité de fixer des limites.

Phase de confrontation

Choisir le bon moment

Maintenant que vous vous êtes préparé mentalement, il est temps de vous asseoir et d'avoir cette conversation ! L'essentiel est de choisir le bon moment, lorsque vous êtes tous deux d'humeur joyeuse et calme. Si cette conversation est le résultat de leurs actions (dans la plupart des cas, c'est le cas), essayez de ne pas la programmer trop près de l'incident précédent. Vous ne voulez pas qu'il se sente agressé et vous ne voulez certainement pas aborder la question des limites au milieu d'une dispute !

Choisissez un moment où ils sont de bonne humeur et demandez-leur calmement s'ils ont quelques instants pour une petite conversation. N'en faites pas toute une histoire et ne vous comportez pas comme s'ils avaient fait quelque chose de terriblement mal.

Expliquer clairement et calmement

Ensuite, énoncez vos limites aussi calmement et clairement que possible. Commencez par expliquer pourquoi vous souhaitez instaurer ces limites et en quoi elles auront un impact positif sur votre relation. En commençant sur une note positive et de manière calme, vous préparez le terrain pour une discussion moins conflictuelle, et non pour une attaque apparente. S'il est important de rester calme, vous voulez aussi en venir au point que vous voulez faire passer, alors ne mâchez pas vos mots trop longtemps.

Vous pouvez commencer par dire : "Je voudrais vraiment avoir une petite discussion avec toi sur quelque chose qui me préoccupe. Je sais que nous avons eu des désaccords par le passé et c'est tout à fait normal. Mais ce qui m'énerve, c'est quand tu hausses la voix et que tu m'insultes. Cela me stresse et je ne peux pas communiquer avec toi quand tu cries. Je comprends tout à fait tes émotions et elles sont valables, mais je pense que nous pourrions vraiment renforcer notre relation en nous exprimant de manière calme et respectueuse. J'ai vraiment besoin de cela de ta part parce que je tiens à toi et à notre relation, et je ne veux pas que cela devienne un obstacle".

En abordant la situation de cette manière, vous exprimez ce que vous ressentez sans l'attaquer ni le rendre responsable. Vous exposez simplement le problème, proposez une solution et l'informez de la manière dont vous souhaiteriez que les choses se passent à l'avenir. Il s'agit d'un moyen beaucoup plus efficace de résoudre les conflits, car vous exprimez ainsi que vous vous souciez d'eux, mais que vous avez aussi besoin que vos limites soient respectées.

S'en tenir à ses armes

Maintenant que vous avez dit ce que vous aviez à dire, la balle est dans le camp de l'entreprise, qui doit décider de la manière dont elle souhaite prendre en compte cette nouvelle information. Si vous avez de la chance, il peut très bien le prendre et accepter vos nouvelles conditions. Dans le cas contraire, il peut essayer de vous culpabiliser en manipulant vos émotions pour que vous vous sentiez mal par rapport à ce que vous avez dit. C'est là que vous devez être fort ! Restez fidèle à ce que vous avez dit et ne lui permettez pas d'infléchir vos nouvelles limites.

Si vous ne respectez pas vos limites, toute votre préparation sera anéantie et vos proches perdront le respect de vos efforts initiaux. Bien que cela puisse être frustrant, vous devez vous assurer de rester fort.

Les conséquences

Persévérer

Maintenant que vos limites ont été clairement établies, il ne vous reste plus qu'à vous asseoir et à observer. Si votre proche continue d'outrepasser vos limites, vous devrez vous en tenir au plan de suivi auquel vous avez pensé plus tôt dans ce chapitre. La clé ici est la cohérence - si vous n'acceptez pas un certain comportement une fois, vous ne pouvez pas l'autoriser à se reproduire si vous êtes trop fatigué pour lui tenir tête. Si vous leur montrez que vous prenez ces limites au sérieux, ils finiront par les respecter.

À cet égard, si vous leur avez dit que les conséquences d'un certain comportement vous amèneront à vous éloigner temporairement de la situation ou à leur retirer quelque chose (si vous êtes un parent), tenez-vous en à cela. Ne lancez pas, dans le feu de l'action, un ultimatum colérique que vous ne mettriez jamais à exécution, car vous ne feriez que perdre leur respect. Lorsqu'il s'agit d'ultimatums, vous devez bien y réfléchir à l'avance et ne les poser que si vous les pensez vraiment, sinon ils n'ont aucun sens.

Faites ce qui est le mieux pour vous

Le point suivant est délicat, car il dépend réellement de la relation que vous entretenez avec la personne atteinte de TPB. Naturellement, vous ne pouvez pas décider d'exclure votre propre enfant de votre vie s'il ne respecte pas vos limites (s'il est âgé de moins de 18 ans). S'il s'agit d'un ami ou d'un parent, vous avez le choix de l'exclure de votre vie s'il continue à enfreindre vos limites malgré vos demandes répétées. Dans ce cas, il peut être dans votre intérêt de mettre fin à votre relation avec cette personne, ou du moins de lui suggérer de faire une pause.

N'oubliez pas que personne ne vous met le couteau sous la gorge ! Vous avez le droit de vous éloigner d'une situation qui nuit à votre santé mentale.

Remarque : s'il s'agit de votre enfant ou d'une personne que vous ne pouvez pas sortir de votre vie, c'est tout à fait compréhensible. Dans une telle situation, votre meilleure chance est d'aller voir un psychologue spécialisé dans le TPB. Il pourra vous guider dans cette épreuve difficile et vous proposer des alternatives.

Note finale

Bien qu'il soit extrêmement important de fixer des limites, n'oubliez pas que vous avez affaire à une personne souffrant de troubles mentaux. Malgré tous ses efforts, il arrive qu'elle s'emporte et perde son sang-froid. Vous devez essayer de faire la différence entre une erreur de sa part et la poursuite délibérée d'un mauvais comportement que vous lui avez reproché. Cela dépend entièrement de la personne et de la façon dont vous la connaissez, vous devez donc faire preuve de discernement. Enfin, n'oubliez pas de lui dire que vous vous souciez de lui !

CHAPITRE 7 : EXERCICES D'AUTO-ASSISTANCE

La prise en charge du TPB peut être un parcours long et éprouvant, mais avec un état d'esprit et un traitement adaptés, il est possible de le gérer efficacement. L'un des nombreux symptômes troublants du TPB est la dissociation, où l'individu se ferme au monde extérieur à la suite d'un souvenir traumatisant ou parce qu'il est incapable de faire face au présent. D'autres peuvent considérer qu'il s'agit d'une rêverie ou d'une grossièreté, mais il s'agit simplement d'un mécanisme d'adaptation utilisé pour échapper à des pensées ou à des sentiments inconfortables. La dissociation peut être volontaire ou involontaire, et certaines personnes sont capables de la contrôler mieux que d'autres.

Si vous souffrez de ce symptôme en raison d'une anxiété ou d'un traumatisme passé, il peut être judicieux de vous familiariser avec certains exercices de mise à la terre afin de vous aider à y faire face plus efficacement. Les exercices de mise à la terre se présentent sous diverses formes et relèvent d'une forme de thérapie comportementale dialectique. Ces comportements sont classés en différents sens auxquels vous pouvez faire appel pour vous apaiser et vous distraire, et qui seront décrits dans ce chapitre.

Apprendre à s'ancrer dans le sol avec les cinq sens clés

Parfois, tout ce dont vous avez besoin, c'est d'une reconnaissance attentive du monde qui vous entoure en utilisant les sens que votre corps vous offre naturellement ! Voici quelques-uns des meilleurs moyens de calmer naturellement et efficacement votre anxiété induite par le TPB :

Auditoire

La musique est l'un des meilleurs moyens de s'apaiser et de s'ancrer dans la réalité lorsque l'on a l'impression que tout est trop difficile ! Préparez une liste de toutes vos chansons préférées qui vous rendent heureux et gardez-la à portée de main. Chargez-la sur votre téléphone et gardez-la dans votre sac à main avec des écouteurs. Écouter de la bonne musique lorsque vous êtes dans les transports en commun ou que vous vaquez à vos occupations quotidiennes peut vraiment vous aider à calmer votre anxiété et à garder les pieds sur terre. Vous pouvez également écouter des podcasts de TPB conçus spécifiquement pour les symptômes du TPL et l'anxiété, et ils sont largement disponibles et gratuits !

Appeler un ami proche ou un membre de la famille est également un excellent moyen de calmer votre anxiété et de vous recentrer. Même un appel de quelques minutes peut faire toute la différence si vous avez l'impression que votre esprit est en train de basculer dans une mauvaise passe. C'est toujours une bonne idée d'avoir une personne de confiance qui sait ce que vous traversez et qui est capable d'être là pour vous quand vous en avez besoin !

Enfin, si vous en avez la possibilité, la meilleure chose à faire est de vous isoler des bruits extérieurs et de vous asseoir dans une pièce calme pour faire le vide dans votre esprit. On a parfois besoin d'un peu de solitude pour se calmer !

Toucher

Si vous vous sentez au bord d'un épisode dissociatif, prenez une couverture épaisse et chaude et allongez-vous dessous pendant un moment, car cela peut vous aider à vous sentir en sécurité et protégé pendant que vous vous calmez. Si vous avez un animal de compagnie bien-aimé, le fait de le laisser s'asseoir près de vous peut vous apporter un réconfort supplémentaire et un sentiment de contrôle. La sensation qui vous aide à vous sentir le plus calme doit être votre choix, qu'il s'agisse de presser une balle anti-stress, de câliner votre animal de compagnie ou de tenir une bouillotte près de vous (la chaleur a également des effets calmants *étonnants*). En cas de doute, un bain ou une douche chaude est un moyen infaillible de se détendre et de calmer les nerfs !

Visuel

Trouvez autour de vous un objet esthétiquement agréable que vous pouvez regarder pour vous calmer. Il peut s'agir d'un tableau représentant la mer ou la forêt dans votre chambre à coucher, ou de vieilles photos de famille qui vous rappellent des souvenirs agréables. Tous ces éléments peuvent contribuer à vous apporter un sentiment immédiat de calme et de réconfort sans grand effort ! Vous pouvez également envisager de créer une page Pinterest avec toutes vos images préférées ou de suivre des comptes Instagram avec une collection de photos apaisantes.

Si vous le pouvez, une excursion à la plage ou sur une grande étendue d'eau est un moyen infaillible de retrouver un calme immédiat. Non seulement la mer est esthétiquement agréable, mais le bruit des vagues vous apportera également un sentiment de sérénité.

Le goût

Le goût est un autre outil puissant de mise à la terre que vous pouvez utiliser pour éviter un épisode dissociatif. Les boissons chaudes telles que les tisanes sont d'excellents déstressants, la camomille étant l'une des plus populaires et des plus efficaces pour ses propriétés calmantes naturelles. Les aliments amers ou acides sont également réputés pour aider à lutter contre l'anxiété ! En cas d'échec, de nombreuses personnes considèrent que mâcher du chewing-gum est un moyen très efficace d'éliminer les tensions et de s'occuper.

Le chocolat est un autre aliment réputé pour calmer les nerfs. Cela dit, n'abusez pas des produits laitiers ! Pour obtenir des effets calmants, vous devez vous en tenir à la variété la plus foncée, car elle contribue à stimuler les substances chimiques joyeuses dans votre cerveau, ce qui réduit les niveaux d'anxiété.

Odeur

L'une des meilleures choses que vous puissiez faire à l'intérieur et autour de votre maison est d'allumer un bâton d'encens au parfum apaisant, comme la lavande. Vous pouvez également installer un diffuseur et acheter une variété d'huiles apaisantes pour profiter de l'arôme calmant. Si les senteurs de votre maison ne suffisent pas, allez vous promener dans la nature et pratiquez la pleine conscience. Prenez note de l'odeur de l'herbe, des arbres et des fleurs, et profitez simplement du moment présent ! Le corps est naturellement apaisé par la nature. Vous serez étonné de son efficacité !

Techniques de respiration pour traiter l'anxiété

L'un des effets secondaires les plus graves, mais aussi les plus courants, du TPB est l'anxiété sévère et les crises de panique. Lorsque cela se produit, cela peut être extrêmement effrayant et accablant, en particulier lorsque vous ne savez pas quoi faire ensuite ou qui appeler. Il n'est pas rare de se sentir figé et incapable de faire quoi que ce soit, alors votre meilleure ligne de défense est, en fait, vous-même ! L'essoufflement est l'un des principaux indicateurs d'une crise de panique imminente. Apprendre à contrôler sa respiration est donc un excellent moyen de s'en prémunir. Cela dit, je vais énumérer ci-dessous quelques techniques de respiration de base que vous pouvez utiliser pour soulager le stress et prendre le contrôle de votre anxiété.

Apprendre à respirer correctement

C'est une erreur commune que beaucoup de gens commettent lorsqu'ils pratiquent la respiration profonde pour tenter de se calmer ! De nombreuses personnes inspirent aussi profondément qu'elles le peuvent lorsqu'elles se sentent anxieuses, mais cela ne favorise pas leur anxiété. Pourquoi ? Lorsque vous inspirez profondément, vous activez votre système nerveux sympathique, qui est essentiellement votre réaction de lutte ou de fuite. Cela met votre corps en mode panique et peut en fait *provoquer l'*hyperventilation au lieu de la prévenir ! L'ironie de la situation ne m'a pas échappé.

Qu'est-ce que cela signifie ? Eh bien, vous devez faire le contraire si vous voulez vous calmer et activer votre système nerveux parasympathique. Au lieu de vous concentrer sur de multiples inspirations profondes, concentrez-vous sur l'expiration de tout l'air de vos poumons aussi lentement que possible, puis sur l'inspiration. En règle générale, vos expirations doivent toujours être plus longues de quelques secondes que vos inspirations. La prochaine fois que vous vous sentirez très anxieux, essayez de modifier votre respiration comme décrit ci-dessus et remarquez à quel point vous vous sentirez plus calme ! Trois à cinq minutes environ devraient suffire à vous ramener au calme et à la normalité.

Le souffle du lion

Dans le prolongement du point précédent, cette technique est appelée la respiration du lion et consiste à expirer profondément et avec force, comme le ferait un lion !

Il vous suffit de procéder comme suit :

- Asseyez-vous avec les jambes croisées (c'est le plus simple) ou, idéalement, mettez-vous à genoux, les chevilles croisées derrière vous et asseyez-vous en posant vos fesses sur vos pieds.

- Etirez vos mains et vos bras, puis mettez lentement vos mains sur vos genoux et inspirez profondément par les narines, puis expirez par la bouche avec sens et force.

- En expirant, détendez les muscles de votre visage et concentrez-vous sur le milieu du nez ou le front.

- Inspirez à nouveau et répétez l'opération jusqu'à ce que vous vous sentiez complètement détendu.

Concentration, concentration, concentration

Pour le prochain exercice, vous devrez trouver un endroit paisible où vous pourrez vous concentrer sur la tranquillité et le calme. Avant de commencer, prêtez une attention particulière à ce que vous ressentez lorsque vous respirez normalement. Notez s'il y a des tensions dans votre corps.

Voici ce qu'il faut faire :

- Inspirez profondément par le nez.

- Expirez profondément, en relâchant toutes les tensions de votre corps.

- Répétez cette opération pendant quelques minutes. Faites attention à l'élévation et à l'abaissement de la partie supérieure de votre corps.

- Choisissez une phrase ou un mot qui vous réconforte et concentrez-vous uniquement dessus. Par exemple, "paix et tranquillité".

- En inspirant, imaginez que l'air que vous inspirez dans vos poumons est une douce vague océanique qui vous envahit.

- Imaginez que vous expirez et que tous vos problèmes et votre anxiété quittent votre système.

L'application de cette technique pendant 20 minutes par jour fera une énorme différence dans votre niveau d'anxiété.

Tout sur les abdominaux

L'aspect le plus important de la respiration relaxante est la capacité d'inspirer par le diaphragme, ce qui permet de respirer plus profondément et demande beaucoup moins d'effort.

Voici comment vous pouvez vous entraîner à respirer à partir de votre diaphragme :

- Commencez par vous allonger dans un endroit confortable, comme votre lit ou votre canapé.

- Placez un oreiller sous votre tête et vos genoux pour plus de confort.

- Placez ensuite une main sous votre cage thoracique et une autre sous votre cœur.

- Inspirez et expirez par le nez, en prêtant une attention particulière à la montée et à la descente de votre ventre et de votre poitrine.

- Essayez de séparer votre respiration de façon à inspirer profondément dans votre poitrine.

- Ensuite, essayez de faire l'inverse pour que votre ventre bouge plus que votre poitrine.

- L'objectif est de voir si vous pouvez faire bouger votre ventre plus que votre poitrine. Cela demande un peu d'entraînement, mais c'est possible !

CONCLUSION

Le trouble de la personnalité limite est l'un des troubles les plus mal compris, d'où l'importance de s'informer. Que vous en soyez atteint ou que l'un de vos proches en soit atteint, il est important de comprendre son fonctionnement et les meilleures options de traitement possibles afin que vous ou votre proche puissiez recevoir les soins dont vous avez besoin et que vous méritez. Le TPB n'est pas forcément une condamnation à perpétuité si vous recevez le traitement adéquat et prenez les bons médicaments. Si vous ou votre proche n'avez pas encore reçu de diagnostic mais que vous pensez être atteint de TPB, il est fortement recommandé de consulter un professionnel. Quel que soit le résultat, vous aurez l'esprit tranquille en obtenant un diagnostic correct.

Enfin, et surtout, comprenez que le TPB n'est pas le reflet de votre âme et de vos intentions. Il s'agit d'une maladie qui mérite d'être traitée comme n'importe quelle autre. Elle ne fait pas de vous une moins bonne personne. Soyez toujours honnête et sincère avec ceux qui vous entourent, en particulier avec vous-même. N'oubliez pas que vous aurez de bons et de mauvais jours. Appréciez les bons et prenez les mauvais dans votre élan, et communiquez toujours avec vos proches dans les pires jours. Vous n'êtes jamais seul dans votre parcours et vous êtes plus fort que vous ne le pensez !